Régime Cétogène Facile Pour Les Débutants

Recettes Cétogènes Faciles,
Savoureuses Et Saines Pour Les
Débutants

Amanda Brooks
Karine Bonnet

TABLEAU DES MATIÈRES

SMOOTHIES & RECETTES DE PETIT DÉJEUNER.................................. 9

Tendres de poulet délicieux 11

Chaffles de yaourt... 12

Collations aux fruits Chaffle 14

Gâteau rouge de paille de velours 16

Gâteau de paille de beurre d'amande avec le glaçage de beurre de chocolat... 18

Tiramisu Chaffles 22

Chaffles Okonomiyaki 25

Pailles de cannelle avec remplissage de crème anglaise................. 27

Parfait Jalapeno Chaffle.. 30

Français soupe à l'oignon Chaffles 33

Poulet au brocoli aux épinards 35

RECETTES DE PORC, DE BŒUF ET D'AGNEAU........................ 37

Côtelettes de porc d'herbes.. 37

RECETTES DE FRUITS DE MER et DE POISSON 39

Saveurs Crevettes Scampi... 39

REPAS SANS VIANDE 41

Délicieux Risotto à la citrouille.. 41

SOUPES, RAGOÛTS ET SALADES... 43

Quiche aux légumes 43

BRUNCH & DÎNER... 45

DESSERTS & BOISSONS.. 47

Blackberry Pops... 47

RECETTES DE PETIT DÉJEUNER.. 48

Keto Non-Oatmeal Petit déjeuner 48

HORS-D'ŒUVRE & DESSERTS... 50

Tranches d'aubergine à l'ail épicées rôties....................................... 50

Tomates parmesan basilic 51

RECETTES DE PORC ET DE BŒUF 53

Ice-Burgers...53

RECETTES DE FRUITS DE MER 55

Poisson au beurre cétogène...55

Poissons de buffle 57

VÉGÉTALIEN & VÉGÉTARIEN 59

Mini poivrons cuits au four...59

Crème au citron Bok Choy..61

RECETTES DE POULET ET DE VOLAILLE 63

Dinde à la sauce au fromage à la crème 63

Casserole de poulet Keto Pesto 65

Turquie italienne 67

Poitrines de dinde grillées aigres 68

RECETTES DE PETIT DÉJEUNER 70

Pudding Matcha aux fraises...70

Salade rafraîchissante de concombre 72

Soupe à la citrouille aux tomates 73

RECETTES DE DÎNER 74

Salade de concombre au chou 74

Chou-fleur cuit au four 76

RECETTES DE DESSERTS...78

Mousse au chocolat lisse 78

Fudge au chocolat...79

RECETTES DE PETIT DÉJEUNER 80

Frites maison 80

Omelette au thon 82

RECETTES DE DÉJEUNER..84

Quiche aux épinards et jambon..84

RECETTES DE COLLATIONS 86

Oeufs diabolisés épicés 86

RECETTES DE DÎNER 88

Steak Plate & Veggies 88

RECETTES DE REPAS DDELICIOUS INHABITUELLES 91

Ragoût d'arachide 91

Barres de myrtille 94

Gâteau 96

Délicieuses tartes à la crème 96

Tarte à la noix de coco 98

BONBONS: DÉBUTANT 100

Bonbons au chocolat blanc 100

COOKIES: DÉBUTANT 102

Biscuits aux pacanes 102

DESSERT CONGELÉ: DÉBUTANT 104

Expert: Crème d'agrumes classique 104

RECETTES DE PETIT DÉJEUNER 106

Asperges grillées aux œufs brouillés 106

Pain aux bananes 108

RECETTES DE DÉJEUNER 109

Pain indien avec des verts 109

Pain de nuage d'avocat 111

RECETTES DE COLLATIONS 112

Pains aux graines de pavot 112

Pains de noix avec le fromage 114

Dîner 116

Pain aux graines de sésame 116

Dimanche: Petit déjeuner: Bacon classique et oeufs pour un 118

LE DÉJEUNER KETO 118

Dimanche: Déjeuner: Rollups au fromage et à la dinde 118

Dimanche: Dîner: Côtelettes d'agneau 119

SMOOTHIES & RECETTES DE

Copeaux de parmesan courgettes

Temps de préparation: 10 minutes Temps de cuisson: 14 minutes

Portions: 2

Ingrédients:

- 1 tasse de courgettes râpées

- 1 œuf, battu

- 1/2 tasse de parmesan finement râpé

- Sel et poivre noir fraîchement moulu au goût

Itinéraire:

1. Préchauffer le fer à gaufres.

2. Mettre tous les ingrédients dans un bol moyen et bien mélanger.

3. Ouvrir le fer et ajouter la moitié du mélange. Fermer et cuire jusqu'à ce qu'ils soient croustillants, 7 minutes.

4. Retirer l'ivraie sur une assiette et en faire une autre avec le reste du mélange.

5. Couper chaque paille en quartiers et servir par la suite.

Nutrition: Calories 138; Graisses 9.07g; Glucides 3,81 g; Glucides nets 3,71 g; Protéines 10.02g

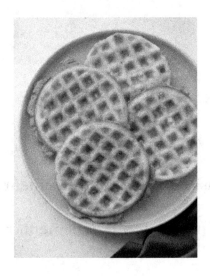

Tendres de poulet délicieux

Temps de préparation: 10 minutes Temps de cuisson: 15 minutes Servir: 4

Ingrédients:

- 1 1/2 lb d'tendres de poulet
- 1 c. à thé d'assaisonnement au poulet
- 1 c. à soupe d'huile d'olive
- 2 c. à soupe de sauce BBQ, non sucrée

Itinéraire:

1. Ajouter tous les ingrédients sauf l'huile dans un sac zip-lock.
2. Le sac de joint tremble bien et place au réfrigérateur pendant 2-3 heures.
3. Chauffer l'huile dans une poêle à feu moyen.
4. Cuire les tendres de poulet dans une casserole jusqu'à ce qu'ils soient complètement cuits.
5. Servir et apprécier.

Valeur nutritive (montant par portion) :

Calories 364

Matières grasses 17 g

Glucides 3 g

Sucre 3 g

Protéines 50 g

Cholestérol 150 mg

Chaffles de yaourt

Portion : 6 paillettes.

Temps de préparation: 30 minutes Temps de cuisson: 0 minutes

Ingrédients

- 1-1/4 tasse de farine tout usage

- 1-1/2 cuillère à café de levure chimique

- 1 cuillère à café de bicarbonate de soude

- 1/4 c. à thé de sel

- 2 tasses (16 onces) de yogourt nature

- 1/4 tasse de beurre fondu

- 2 oeufs

- 2 cuillères à soupe de miel

- 1/2 tasse de fromage mozzarella, râpé
- Yogourt framboise, pêche ou fraise

- **Framboises, bleuets et/ou pêches tranchées**

Direction

Dans un bol, mélanger la farine, la poudre à pâte, le bicarbonate de soude et le sel. Incorporer le yogourt nature, le beurre, le fromage mozzarella aux œufs et le miel jusqu'à consistance lisse. Cuire au four dans un gaufrier préchauffé selon les directives du fabricant jusqu'à ce qu'il soit doré. Garnir de yogourt aromatisé et de fruits.

Nutrition: Calories: 516 calories Lipides totaux: 24g Cholestérol: 204mg Sodium: 1089mg Glucides totaux: 59g Protéines: 15g Fibres: 1g

Collations aux fruits Chaffle

Temps de préparation: 10 minutes

Temps de cuisson: 14 minutes Portions: 2

Ingrédients:

- **1 œuf, battu**

- **1/2 tasse de cheddar finement râpé**

- **1/2 tasse de yogourt grec pour la garniture**

- **8 framboises et mûres pour la garniture**

Itinéraire:

1. **Préchauffer le fer à gaufres.**

2. **Mélanger l'œuf et le cheddar dans un bol moyen.**

3. **Ouvrir le fer et ajouter la moitié du mélange. Fermer et cuire jusqu'à ce qu'ils soient croustillants, 7 minutes.**

4. **Retirer l'ivraie sur une assiette et en faire une** autre avec le reste **du mélange.**

5. **Couper chaque paille en quartiers et**

disposer sur une assiette.

6. Garnir chaque gaufre d'une cuillère à soupe de yogourt, puis de deux baies.

7. Servir par la suite.

Nutrition: Calories 207; Graisses 15.29g; Glucides 4.36g; Glucides nets 3,86 g; Protéines 12.91g

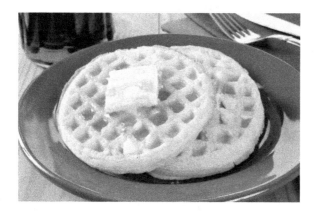

Gâteau rouge de paille de velours

Temps de préparation: 15 minutes Temps de cuisson: 28 minutes Portions: 4

Ingrédients:

Pour les paillettes:

- 2 oeufs, battus

- 1/2 tasse de parmesan finement râpé

- 2 oz de fromage à la crème, ramolli

- 2 gouttes de colorant alimentaire rouge

- 1 c. à thé d'extrait de vanille

Pour le glaçage :

- 3 c. à soupe de fromage à la crème, ramolli

- 1 c. à soupe de sirop d'érable sans sucre

- 1/4 c. à thé d'extrait de vanille

Itinéraire:

Pour les paillettes:

1. Préchauffer le fer à gaufres.

2. Dans un bol moyen, mélanger tous les ingrédients pour les paillettes.

3. Ouvrir le fer et ajouter un quart du mélange. Fermer et cuire jusqu'à ce qu'ils soient croustillants, 7 minutes.

4. Transférer l'ivraie dans une assiette et faire 3 gouffres de plus avec le reste de la pâte.

Pour le glaçage :

1. Dans un bol moyen, à l'aide d'un mélangeur à main, fouetter le fromage à la crème, le sirop d'érable et l'extrait de vanille jusqu'à consistance lisse.

2. Assembler les paillettes avec le glaçage pour faire le gâteau.

3. Trancher et servir.

Nutrition: Calories 147; Graisses 9.86g; Glucides 5,22 g; Glucides nets 5,22 g; Protéines 8.57g

Gâteau de paille de beurre d'amande avec le glaçage de beurre de chocolat

Temps de préparation: 20 minutes Temps de cuisson: 28 minutes Portions: 4

Ingrédients:
Pour les paillettes:

- 1 œuf, battu

- 1/3 tasse de fromage mozzarella finement râpé

- 1 c. à soupe de farine d'amande

- 2 c. à soupe de beurre d'amande

- 1 c. à soupe de sucre de confiseur

- 1/2 c. à thé d'extrait de vanille

Pour le glaçage au beurre de chocolat :

- 1 1/2 tasse de beurre, température ambiante

- 1 tasse de cacao en poudre non sucré

- 1/2 tasse de lait d'amande

- 5 tasses de sucre de confiseur fauché

- 2 c. à thé d'extrait de vanille

Itinéraire:

Pour les paillettes:

1. Préchauffer le fer à gaufres.

2. Dans un bol moyen, mélanger l'œuf, le fromage mozzarella, la farine d'amande, le beurre d'amande, le sucre du confiseur et l'extrait de vanille.

3. Ouvrir le fer et ajouter un quart du mélange. Fermer

   et cuire jusqu'à consistance croustillante, 7 minutes.

4. Transférer l'ivraie dans une assiette et faire 3 gouffres de plus avec le reste de la pâte.

Pour le glaçage :

1. Dans un bol moyen, crémer le beurre et la poudre de cacao jusqu'à consistance lisse.

2. Incorporer graduellement le lait d'amande et faire dévier le sucre du

confiseur jusqu'à consistance lisse.

3. Ajouter l'extrait de vanille et bien mélanger.

4. Assembler les paillettes avec le glaçage pour faire le gâteau.

5. Trancher et servir.

Nutrition: Calories 838; Graisses 85.35g; Glucides 8.73g; Glucides nets 2,03 g; Protéines 13.59g

maille fine dans un bol. Couvrir le bol d'une pellicule plastique.

1. **Réfrigérer pendant 1 heure.**

Pour les paillettes:

1. **Après 1 heure, préchauffer le fer à gaufres.**

2. **Dans un bol moyen, mélanger tous les ingrédients pour les paillettes.**

3. **Ouvrir le fer et ajouter un quart du mélange. Fermer et cuire jusqu'à ce qu'ils soient croustillants, 7 minutes.**

4. **Transférer l'ivraie dans une assiette et en faire 3 de plus avec le reste de la pâte.**

Pour servir :

Répartir la crème pâtissière entre deux quartiers de paille, sandwich et profiter!

Nutrition: Calories 239; Graisses 21.25g; Glucides 3.21g; Glucides nets 3,01 g; Protéines 6.73g

Tiramisu Chaffles

Temps de préparation: 20 minutes Temps de cuisson: 28 minutes Portions: 4

Ingrédients:

Pour les paillettes:

- 2 oeufs, battus

- 3 c. à soupe de fromage à la crème, ramolli

- 1/2 tasse de fromage Gouda finement râpé

- 1 c. à thé d'extrait de vanille

- 1/4 c. à thé d'érythritol

Pour le sirop de café :

- 2 c. à soupe de café fort, température ambiante

- 3 c. à soupe de sirop d'érable sans sucre

Pour le remplissage :

- 1/4 tasse de crème épaisse

- 2 c. à thé d'extrait de vanille

- 1/4 c. à thé d'érythritol

- 4 c. à soupe de mascarpone, température ambiante

- 1 c. à soupe de fromage à la crème, ramolli

Pour le saupoudrage:

- 1/2 c. à thé de cacao en poudre non sucrée

Itinéraire:

Pour les paillettes:

1. Préchauffer le fer à gaufres.

2. Dans un bol moyen, mélanger tous les ingrédients pour les paillettes.

3. Ouvrir le fer et ajouter un quart du mélange. Fermer et cuire jusqu'à ce qu'ils soient croustillants, 7 minutes.

4. Transférer l'ivraie dans une assiette et en faire 3 de plus avec le reste de la pâte.

Pour le sirop de café :

Dans un petit bol, mélanger le café et le sirop d'érable. Réserver.

Pour le remplissage :

1. **Battre la crème épaisse, la vanille,** et l'érythritol dans un bol moyen à l'aide d'un mélangeur électrique jusqu'à formation d'un pic rigide.

2. **Dans un autre bol, battre le fromage mascarpone et le fromage à la crème jusqu'à ce qu'ils soient bien mélangés. Ajouter le mélange de crème épaisse et incorporer. Verser le mélange dans un sac à tuyaux.**

Pour assembler :

1. **Déposer 1 c. à soupe de sirop de café sur une paille et déposer** une partie du mélange de fromage à la crème sur le **dessus. Couvrir d'une autre paille** et poursuivre le processus **d'assemblage.**

2. **Saupoudrer généreusement de cacao en poudre et réfrigérer toute la nuit.**

3. **Lorsque vous êtes prêt à en profiter, tranchez et servez.**

Nutrition: Calories 208; Graisses 15.91g; Glucides 4.49g; Glucides nets 4,39 g; Protéines 10.1g

Chaffles Okonomiyaki

Temps de préparation: 20 minutes Temps de cuisson: 28 minutes Portions: 4

Ingrédients:

Pour les paillettes:

- 2 oeufs, battus

- 1 tasse de fromage mozzarella finement râpé

- 1/2 c. à thé de poudre à pâte

- 1/4 tasse de radis déchiquetés

Pour la sauce:

- 2 c. à thé d'aminés de noix de coco

- 2 c. à soupe de ketchup sans sucre

- 1 c. à soupe de sirop d'érable sans sucre

  - 2 c. à thé de sauce Worcestershire

Pour la garniture :

- 1 c. à soupe de mayonnaise

- 2 c. à soupe d'oignons frais hachés

- 2 c. à soupe de flocons de bonite

- 1 c. à thé de poudre d'algue séchée

- 1 c. à soupe de gingembre mariné

Itinéraire:
Pour les paillettes:

1. Préchauffer le fer à gaufres.

2. Dans un bol moyen, mélanger les œufs, le fromage mozzarella, la poudre à pâte et les radis.

3. Ouvrir le fer et ajouter un quart du mélange. Fermer et cuire jusqu'à ce qu'ils soient croustillants, 7 minutes.

4. Transférer l'ivraie dans une assiette et faire un 3 gouffres de plus de la même manière.

Pour la sauce:

Dans un bol moyen, mélanger les acides aminés de noix de coco, le ketchup, le sirop d'érable et la sauce Worcestershire et bien mélanger.

Pour la garniture :

Dans un autre bol à mélanger, mélanger la mayonnaise, les échalotes, les flocons de bonite, la poudre d'algues et le gingembre

Pour servir :

Disposer les paillettes sur quatre assiettes différentes et

faire tourbillonner la sauce sur le dessus. Étendre la garniture sur les paillettes et servir par la suite.

Nutrition: Calories 90; Graisses 3.32g; Glucides 2,97 g; Glucides nets 2,17 g; Protéines 12.09g

Pailles de cannelle avec remplissage de crème anglaise

Temps de préparation: 25 minutes Temps de cuisson: 28 minutes Portions: 4

Ingrédients:
Pour la garniture à la crème :

- 4 jaunes d'œufs, battus

- 1 c. à soupe d'érythritol

- 1/4 c. à thé de gomme xanthane

- 1 tasse de crème lourde

- 1 c. à soupe d'extrait de vanille

Pour les paillettes:

- 2 oeufs, battus

- 2 c. à soupe de fromage à la crème, ramolli

- **1 tasse de Monterey finement râpé**

Fromage Jack

- **1 c. à thé d'extrait de vanille**

- **1 c. à soupe de crème épaisse**

- **1 c. à soupe de farine de noix de coco**

- **1/2 c. à thé de poudre à pâte**

- **1/2 c. à thé de cannelle moulue**

- **1/4 c. à thé d'érythritol**

Itinéraire:

Pour la garniture à la crème:

2. Dans un bol moyen, battre les jaunes d'œufs avec l'érythritol. Incorporer la gomme de xanthane jusqu'à consistance lisse.

3. Verser la crème lourde dans une casserole moyenne et laisser mijoter à feu doux. Verser le mélange dans le mélange d'œufs tout en fouettant vigoureusement jusqu'à ce qu'il soit bien mélangé.

4. Transférer le mélange dans la casserole et continuer à fouetter pendant la cuisson à feu doux jusqu'à épaississement, de 20 à 30 secondes. Éteindre le feu et incorporer l'extrait de vanille.

5. Filtrer la crème à travers un

Parfait Jalapeno Chaffle

Temps: 20 minutes Servir: 6

Ingrédients:

- **3** oeufs

- **1 tasse de fromage cheddar, râpé**
- **8 oz de fromage à la crème**

- **2 piments jalapeno, en dés**

- **4 tranches de bacon, cuites et émiettées**

- **1/2 c. à thé de poudre à pâte**

- **3 c. à soupe de farine de noix de coco**

- **1/4 c. à thé de sel de mer**

Itinéraire:

1. Préchauffez votre gaufrier.

2. Dans un petit bol, mélanger la farine de noix de coco, la poudre à pâte et le sel.

3. Dans un bol moyen, battre le fromage à la crème à l'aide d'un mélangeur à main jusqu'à consistance moelleuse.

4. Dans un grand bol, battre les œufs jusqu'à consistance moelleuse.

5. Ajouter le fromage cheddar et la demi-tasse de crème dans les œufs et battre jusqu'à ce qu'ils soient bien mélangés.

6. Ajouter le mélange de farine de noix de coco au mélange d'œufs et mélanger jusqu'à ce qu'ils soient combinés.

7. Ajouter le piment jalapeno et bien mélanger.
8. Vaporiser la gaufrier d'un vaporisateur de cuisson.

9. Verser 1/4 tasse de pâte dans la gaufrier chaude et cuire de 4 à 5 minutes. Répéter l'année avec le reste de la pâte.

10. Une fois que l'ivraie est légèrement fraîche, garnir du reste du fromage à la crème et du bacon.

11. Servir et apprécier.

Nutrition: **Calories 340 Lipides 28 g**
Glucides 6,2 g Sucre 1 g
Protéines 16,1 g Cholestérol 157 mg

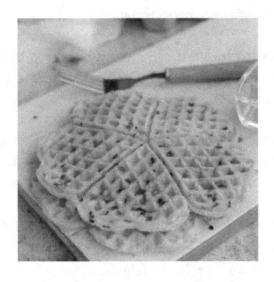

Français soupe à l'oignon Chaffles

Temps de préparation: 10 minutes Temps de cuisson: 28 minutes Portions: 4

Ingrédients:

- 2 oeufs, battus

- 1 tasse de gruyère finement râpé

- 1/3 tasse de fromage à la crème, ramolli

- 1/4 tasse d'oignons caramélisés

- Sel et poivre noir fraîchement moulu au goût

- 1/6 c. à thé de thym séché

- 2 c. à soupe de ciboulette fraîche hachée pour garnir

Itinéraire:

1. Préchauffer le fer à gaufres.

2. Dans un bol moyen, mélanger tous les ingrédients sauf la ciboulette.

3. Ouvrir le fer et ajouter un quart du mélange. Fermer et cuire jusqu'à ce qu'ils soient croustillants, 7 minutes.

4. Transférer l'ivraie dans une assiette et faire 3 gouffres de plus de la même manière.

5. Garnir les paillettes de ciboulette et servir par la suite.

Nutrition: Calories 230; Graisses 18.45g; Glucides 1,71 g; Glucides nets 1,51 g; Protéines 14.14g

Poulet au brocoli

aux épinards

Temps de préparation: 10 minutes Temps de cuisson: 10 minutes Servir: 4

Ingrédients:

- 1 lb de poitrines de poulet, coupées en morceaux
- 4 oz de fromage à la crème
- 1/2 tasse de parmesan, râpé
- 2 tasses d'épinards
- 2 tasses de fleurons de brocoli
- 1 tomate, hachée
- 2 gousses d'ail, hachées finement
- 1 c. à thé d'assaisonnement italien
- 2 c. à soupe d'huile d'olive
- Poivre
- Sel

Itinéraire:

1. Chauffer l'huile dans une casserole à feu moyen-vif.
2. Ajouter le poulet, assaisonner de poivre, d'assaisonnement italien et saler et faire sauter pendant 5 minutes ou jusqu'à ce que le poulet soit bien cuit.
3. Ajouter l'ail et faire sauter pendant une minute.
4. Ajouter le fromage à la crème, le parmesan, les épinards,

le brocoli et la tomate et cuire de 3 à 4 minutes de plus.

5. Servir et apprécier.

Valeur nutritive (montant par portion) :

Calories 444

Matières grasses 28 g

Glucides 5,9 g

Sucre 1,4 g

Protéines 40 g

Cholestérol 140 mg

RECETTES DE PORC, DE BŒUF

Côtelettes de porc d'herbes

Temps de préparation: 10 minutes Temps de cuisson: 30 minutes Servir: 4

Ingrédients:

- 4 côtelettes de porc, désossées
- 1 c. à soupe d'huile d'olive
- 2 gousses d'ail, hachées finement
- 1 c. à thé de romarin séché, écrasé
- 1 c. à thé d'origan
- 1/2 c. à thé de thym
- 1 c. à soupe de romarin frais, haché
- 1/4 c. à thé de poivre
- 1/4 c. à thé de sel

Itinéraire:

1. Préchauffer le four 425 F.
2. Assaisonner les côtelettes de porc de poivre et de sel et réserver.

3. Dans un petit bol, mélanger l'ail, l'huile, le romarin, l'origan, le thym et le romarin frais et frotter sur les côtelettes de porc.
4. Déposer les côtelettes de porc sur une plaque à pâtisserie et rôtir pendant 10 minutes.
5. Tourner le feu à 350 F et rôtir 25 minutes de plus.
6. Servir et apprécier.

Valeur nutritive (montant par portion) :

Calories 260

Matières grasses 22 g

Glucides 2,5 g

Sucre 0 g

Protéines 19 g

Cholestérol 65 mg

RECETTES DE FRUITS DE MER et DE POISSON

Saveurs Crevettes

Scampi

Temps de préparation: 10 minutes Temps de cuisson: 25 minutes

Servir: 4

Ingrédients:

- 1 lb de crevettes, pelées et déveinées
- 4 c. à soupe de parmesan râpé
- 1 tasse de bouillon de poulet
- 1 c. à soupe d'ail, haché finement
- 1/2 tasse de beurre

Itinéraire:

1. Préchauffer le four à 350 F.
2. Faire fondre le beurre dans une casserole à feu moyen.
3. Ajouter l'ail et faire sauter pendant une minute. Ajouter le bouillon et bien mélanger.
4. Ajouter les crevettes au plat en verre et verser le

mélange de beurre sur les crevettes.

5. Garnir de fromage râpé et cuire au four de 10 à 12 minutes.

6. Servir et apprécier.

Valeur nutritive (montant par portion) :

Calories 388

Matières grasses 27 g

Glucides 2,7 g

Sucre 0,2 g

Protéines 30,4 g

Cholestérol 307 mg

REPAS SANS VIANDE

Délicieux Risotto à la citrouille

Temps de préparation: 10 minutes Temps de cuisson: 5 minutes Servir: 1

Ingrédients:

- 1/4 tasse de citrouille râpée
- 1 c. à soupe de beurre
- 1/2 tasse d'eau
- 1 tasse de chou-fleur râpé
- 2 gousses d'ail, hachées
- 1/8 c. à thé de cannelle
- Poivre
- Sel

Itinéraire:

1. Faire fondre le beurre dans une poêle à feu moyen.
2. Ajouter l'ail, le chou-fleur, la cannelle et la citrouille dans la poêle et assaisonner de poivre et de sel.
3. Cuire jusqu'à ce qu'ils soient légèrement ramollis. Ajouter l'eau et cuire jusqu'à ce qu'elle soit terminée.
4. Servir et apprécier.

Valeur nutritive (montant par portion) :

Calories 155

Matières grasses 11 g

Glucides 11 g

Sucre 4,5 g

Protéines 3,2 g

Cholestérol 30 m

SOUPES, RAGOÛTS ET SALADES

Quiche aux légumes

Temps de préparation: 10 minutes Temps de cuisson: 30 minutes

Servir: 6

Ingrédients:

- 8 oeufs
- 1 oignon, haché
- 1 tasse de parmesan râpé
- 1 tasse de lait de coco non sucré
- 1 tasse de tomates, hachées
- 1 tasse de courgettes, hachées
- 1 c. à soupe de beurre
- 1/2 c. à thé de poivre
- 1 c. à thé de sel

Itinéraire:

1. Préchauffer le four à 400 F.
2. Faire fondre le beurre dans une poêle à feu moyen, puis

ajouter l'oignon et faire sauter jusqu'à ce que l'oignon ramollisse.

3. Ajouter les tomates et les courgettes dans la poêle et faire sauter pendant 4 minutes.

4. Battre les œufs avec le fromage, le lait, le poivre et le sel dans un bol.

5. Verser le mélange d'œufs sur les légumes et cuire au four pendant 30 minutes.

6. Trancher et servir.

Valeur nutritive (montant par portion) :

Calories 25

Matières grasses 16,7 g

Glucides 8 g

Sucre 4 g

Protéines 22 g

Cholestérol 257 mg

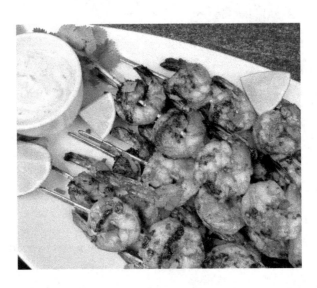

BRUNCH & DÎNER

Gaufres saines

Temps de préparation: 10 minutes Temps de cuisson: 10 minutes

Servir: 4

Ingrédients:

- 8 gouttes de stévia liquide
- 1/2 c. à thé de bicarbonate de soude
- 1 c. à soupe de graines de chia
- 1/4 tasse d'eau
- 2 c. à soupe de beurre de graines de tournesol
- 1 c. à thé de cannelle
- 1 avocat, pelé, dénoyauté et écrasé
- 1 c. à thé de vanille
- 1 c. à soupe de jus de citron
- 3 c. à soupe de farine de noix de coco

Itinéraire:

1. Préchauffer le fer à gaufres.
2. Dans un petit bol, ajouter l'eau et les graines de et faire tremper pendant 5 minutes.
3. Écraser ensemble le beurre de graines de tournesol, le jus de citron, la vanille, la stévia, le mélange de et

l'avocat.

4. Mélanger la cannelle, le bicarbonate de soude et la farine de noix de coco.

5. Ajouter les ingrédients humides aux ingrédients secs et bien mélanger.

6. Verser le mélange de gaufres dans le fer à gaufres chaud et cuire de chaque côté pendant 3-5 minutes.

7. Servir et apprécier.

Valeur nutritive (montant par portion) :

Calories 220

Matières grasses 17 g

Glucides 13 g

Sucre 1,2 g

Protéines 5,1 g

Cholestérol 0 mg

DESSERTS & BOISSONS

Blackberry Pops

Temps de préparation: 10 minutes Temps de cuisson: 10 minutes

Servir: 6

Ingrédients:

- 1 c. à thé de stévia liquide
- 1/2 tasse d'eau
- 1 feuille de sauge fraîche
- 1 tasse de mûres

Itinéraire:

1. Ajouter tous les ingrédients dans le mélangeur et mélanger jusqu'à consistance lisse.
2. Verser le mélange mélangé dans les moules à pop glacée et les placer au réfrigérateur toute la nuit.
3. Servir et apprécier.

Valeur nutritive (montant par portion) :

Calories 10	Sucre 1,2 g
Matières grasses 0,1 g	Protéines 0,3 g
Glucides 2,3 g	Cholestérol 0 mg

Keto Non-Oatmeal

Petit déjeuner

Portions: 2

Temps de préparation: 25 minutes

Ingrédients

- 1 tasse de lait de coco biologique, plein de gras

- 1 tasse de chou-fleur, rizé

- 1/3 tasse de framboises biologiques fraîches

- 3 gouttes de Stévia liquide

- 3 cuillères à soupe de noix de coco non sucrée, râpée

Itinéraire

1. Mélanger le chou-fleur et le lait de coco et verser dans une casserole.

2. Cuire à feu moyen jusqu'à ce que le chou-fleur se réchauffe et ajoute des framboises.

3. Écraser les framboises et incorporer la noix de coco et la stévia.

4. Couvrir le couvercle et cuire environ 10 minutes.

5. Plat dans un bol et servir chaud. **La nutrition**

Quantité par portion Calories 326

Graisse totale 31.3g 40% Graisses saturées 27.6g

138% Cholestérol 0mg 0%

Sodium 35mg 2%

Glucides totaux 12,9 g 5 % Fibres alimentaires 5,9 g 21 %

Sucres totaux 6.6g Protéines 4.3g

HORS-D'ŒUVRE & DESSERTS

Tranches d'aubergine à l'ail épicées rôties

Portions: 4

Temps de préparation: 35 minutes

Ingrédients

- 2 cuillères à soupe d'huile d'olive
- 1 aubergine, coupée en rondelles
- 1 cuillère à café de poudre d'ail
- Sel et poivron rouge
- 1/2 cuillère à café d'assaisonnement italien

Itinéraire

1. Préchauffer le four à 4000F et tapisser une plaque à pâtisserie de papier sulfurisé.
2. Disposer les tranches d'aubergine sur une plaque à pâtisserie et arroser d'huile d'olive.
3. Assaisonner d'assaisonnement italien, de poudre d'ail, de sel et de poivron rouge.
4. Transférer au four et cuire au four environ 25 minutes.

5. Retirer du four et servir chaud.

Montant nutritionnel par portion

Calories 123

Total Fat 9.7g 12% Gras saturés 1.4g 7% Cholestérol

0mg 0%

Sodium 3mg 0%

Glucides totaux 10g 4% Fibres alimentaires 5.6g 20% Sucres

totaux 4.9g

Protéines 1.7g

Tomates parmesan

basilic

Portions: 6

Temps de préparation: 30 minutes

Ingrédients

- 1/2 c. à thé d'origan séché
- 4 tomates Roma
- Épices : poudre d'oignon, poudre d'ail, sel de mer et poivre noir
- 1/2 tasse de parmesan, râpé

- 12 petites feuilles de basilic frais

Itinéraire

1. Préchauffer le four à 4250F et graisser légèrement une plaque à pâtisserie.

2. Mélanger l'origan séché, la poudre d'oignon, la poudre d'ail, le sel de mer et le poivre noir dans un petit bol.

3. Disposer les tranches de tomate sur une plaque à pâtisserie et saupoudrer du mélange d'assaisonnement.

4. Garnir de parmesan et de feuilles de basilic et transférer au four.

5. Cuire au four environ 20 minutes et retirer du four pour servir.

Montant nutritionnel par portion

Calories 49

Total Fat 2.2g 3% Gras saturés 1.4g 7% Cholestérol 7mg 2%

Sodium 91mg 4%

Glucides totaux 4,3 g 2 % Fibres alimentaires 1,2 g 4 %

Sucres totaux 2.4g

RECETTES DE PORC ET DE

Ice-Burgers

Portions: 4

Temps de préparation: 30 minutes

Ingrédients

- 4 tranches de bacon, cuites et croustillantes

- 1 grosse tête de laitue iceberg, coupée en 8 rondelles

- 1 livre de bœuf haché

- 4 tranches de fromage cheddar

- Sel casher et poivre noir, au goût

Itinéraire

1. Faire 4 grosses galettes à partir de bœuf haché et assaisonner les deux côtés de sel et de poivre noir.

2. Griller environ 10 minutes de chaque côté et garnir de tranches de fromage cheddar.

3. Déposer un iceberg dans une assiette et superposer avec du bœuf grillé.

4. Déposer une tranche de bacon et fermer avec la deuxième ronde des icebergs.

5. Répéter l'année avec le reste des ingrédients et servir chaud.

Montant nutritionnel par portion

Calories 452

Graisse totale 24.6g 32% Graisses saturées 11.2g 56%

Cholestérol 152mg 51%

Sodium 698mg 30%

Glucides totaux 6,3 g 2 % Fibres alimentaires 1,2 g 4 %

Sucres totaux 2g Protéines 49.3g

RECETTES DE FRUITS DE MER

Poisson au beurre cétogène

Portions: 3

Temps de préparation: 40 minutes

Ingrédients

- 2 cuillères à soupe de pâte d'ail au gingembre
- 3 piments verts, hachés
- 1 livre de filets de saumon
- Sel et poivre noir, au goût
- 3/4 tasse de beurre

Itinéraire

1. Assaisonner les filets de saumon de pâte d'ail au gingembre, de sel et de poivre noir.
2. Déposer les filets de saumon dans la casserole et garnir de piments verts et de beurre.
3. Couvrir le couvercle et cuire à feu moyen-doux pendant environ 30 minutes.
4. Plat dans un plateau pour servir chaud.

Montant nutritionnel par portion

Calories 676

Graisse totale 61.2g 78% Graisses saturées 30.5g 152%

Cholestérol 189mg 63%

Sodium 394mg 17%

Glucides totaux 3,2 g 1 % Fibres alimentaires 0,2 g 1 %

Sucres totaux 0,2 g Protéines 30,4 g

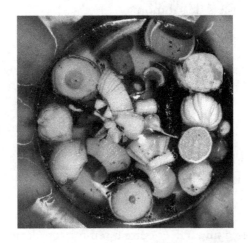

Poissons de buffle

Portions: 3

Temps de préparation: 20 minutes

Ingrédients

- 3 cuillères à soupe de beurre
- 1/3 tasse de sauce Franks Red Hot
- 3 filets de poisson
- Sel et poivre noir, au goût
- 1 cuillère à café de poudre d'ail

Itinéraire

1. Chauffer le beurre dans une grande poêle et ajouter les filets de poisson.
2. Cuire environ 2 minutes de chaque côté et ajouter le sel, le poivre noir et la poudre d'ail.
3. Cuire environ 1 minute et ajouter la sauce Franks Red Hot.
4. Couvrir du couvercle et cuire environ 6 minutes à feu doux.
5. Plat sur un plateau de service et servir chaud.

Montant nutritionnel par portion

Calories 342

Graisse totale 22.5g 29% Graisses saturées 8.9g

44% Cholestérol 109mg 36%

Sodium 254mg 11%

Glucides totaux 0,9 g 0 % Fibres alimentaires 0,1 g

0 %

Sucres totaux 0,2 g Protéines 34,8 g

VÉGÉTALI
EN &

Mini poivrons cuits au four

Portions: 4

Temps de préparation: 30 mins Ingrédients

1 oz de chorizo, séché à l'air et tranché finement

- 8 oz de mini poivrons, tranchés dans le sens de la longueur

- 8 oz de fromage à la crème

- 1 tasse de fromage cheddar, râpé

- 1 cuillère à soupe de pâte de chi-

potle doux Directions

1. Préchauffer le four à 4000F et graisser un grand plat allant au four.
2. Mélanger le fromage à la crème, la pâte de chipotle, les poivrons et le chorizo dans un petit bol.
3. Remuer le mélange jusqu'à consistance lisse et transférer dans le plat allant au four.
4. Garnir de fromage cheddar et mettre au four.
5. Cuire au four environ 20 minutes jusqu'à ce que le fromage soit doré et plat sur un plateau.

Montant nutritionnel par portion

Calories 364

Gras totaux 31,9 g 41 % Gras saturés 19,4 g 97 %

Cholestérol 98mg 33%

Sodium 491mg 21%

Glucides totaux 6g 2%
  Fibres alimentaires 0,7 g 2 % Sucres totaux 2,9 g

  Protéines 13.8g

Crème au citron Bok Choy

Portions: 4

Temps de préparation: 45 minutes

Ingrédients

- 28 oz de bok choy
- 1 gros citron, jus et zeste
- 3/4 tasse de crème à fouetter lourde
- 1 tasse de parmesan fraîchement râpé
- 1 cuillère à café de poivre noir

Itinéraire

1. Préchauffer le four à 3500F et graisser légèrement un plat allant au four.

2. Verser la crème sur le bok choy uniformément et arroser avec le jus de citron.

3. Bien mélanger et transférer à la cuisson sodium 301mg 13% végétalien *et végétarien* plat.

4. Garnir de parmesan, de zeste de citron et de poivre noir et mettre au four.

5. Cuire au four environ 30 minutes jusqu'à ce qu'ils soient légèrement dorés et retirer du four pour servir chaud.

Montant nutritionnel par portion

Calories 199

Graisse totale 14.8g 19% Graisses saturées 9.3g 46%

Cholestérol 51mg 17%

Sodium 398mg 17%

Glucides totaux 7,7 g 3 % Fibres alimentaires 2,5 g 9 %

Sucres totaux 2.7g Protéines 12.7g

RECETTES DE POULET ET DE VOLAILLE

Dinde à la sauce au fromage à la crème

Portions: 4   Prep Time: 30 mins

Ingrédients

- 20 oz de poitrine de dinde

- 2 cuillères à soupe de beurre

- 2 tasses de crème à fouetter lourde

- Sel et poivre noir, au goût

- 7 oz de fromage à la crème

Directions

1. Assaisonner généreusement la dinde de sel et de poivre noir.
2. Chauffer le beurre dans une poêle à feu moyen et cuire la dinde environ 5 minutes de chaque côté.
3. Incorporer la crème à fouetter et le fromage à la crème.
4. Couvrir la poêle et cuire environ 15 minutes à feu

moyen-doux.

5. Plat pour servir chaud. Montant nutritionnel par portion

Calories 386	Glucides totaux 6g 2%
Graisse totale 31.7g 41%	Fibres alimentaires 0,5g
Graisses saturées 19.2g	2% Sucres totaux 3,4g
96% Cholestérol 142mg	Protéines 19.5g
47%	
Sodium 1100mg 48%	

Casserole de poulet Keto Pesto

Portions: 3

Temps de prépara-

tion: 45 minutes In-

grédients

- 11/2 livres cuisses de poulet désossées, coupées en petits morceaux

- Sel et poivre noir, au goût

- 2 cuillères à soupe de beurre

- 3 oz de pesto vert

- 5 oz de fromage feta, en

dés Directions

1. Préchauffer le four à 400 F et graisser un plat allant au
   four.
2. Assaisonner le poulet de sel et de poivre noir.
3. Chauffer le beurre dans une poêle à feu moyen et
   cuire le poulet environ 5 minutes de chaque côté.
4. Plat dans le plat de cuisson graissé et ajouter le
   fromage feta et le pesto.
5. Transférer le plat allant au four et cuire au four environ 30 minutes.
6. Retirer du four et servir chaud.

Montant nutritionnel par portion

Calories 438

Graisse totale 30.4g 39% Graisses saturées 11g 55% Cholestérol 190mg 63%

Sodium 587mg 26%

Glucides totaux 1.7g 1% Fibres alimentaires 0g 0%

Sucres totaux 1,5 g Protéines 39,3 g

Turquie italienne

Portions: 6

Temps de prépara-

tion: 25 minutes In-

grédients

- 1 1/2 tasse de vinaigrette italienne

- Sel et poivre noir, au goût

- 2 cuillères à soupe de beurre

- 1 (2 livres) de poitrine de dinde désossé

- 2 gousses d'ail, émin-

cées Directions

1. Préchauffer le four à 3500F et graisser un plat allant au four avec du beurre.
2. Mélanger les gousses d'ail hachées, le sel et le poivre noir et frotter la poitrine de dinde avec ce mélange.
3. Disposer la poitrine de dinde dans le plat allant au four et garnir uniformément de vinaigrette italienne.
4. Cuire au four environ 2 heures, enrober de jus de poêle de temps en temps.
5. Sortir le plat et servir immédiate-

ment. Montant nutritionnel par portion

Calories 464

Graisse totale 31.3g 40%

Graisses saturées 7.8g

39% Cholestérol 144mg 48%

Sodium 234mg 10%

Glucides totaux 6,5g 2%	Sucres totaux
Fibres alimentaires 0g	4.9g Protéines
0%	32.7g

Poitrines de dinde grillées aigres

Portions: 3

Temps de préparation: 40 minutes

Ingrédients

- 1/2 oignon, haché
- 2 gousses d'ail, hachées finement
- 1 livre de poitrines de dinde pillées
- 1/2 tasse de crème sure
- Sel et poivre noir, au goût

Itinéraire

1. Préchauffer le gril à feu moyen-vif.
2. Mélanger la crème sure, l'oignon, l'ail, le sel et le poivre noir dans un bol.
3. Ajouter les poitrines de dinde à ce mélange et laisser mariner pendant environ une heure.
4. Transférer les poitrines de dinde marinées sur le gril.
5. Griller environ 25 minutes et transférer dans une

assiette pour servir.

Montant nutritionnel par portion

Calories 380

Graisse totale 19.3g 25% Graisses saturées 8.1g 40%

Cholestérol 151mg 50%

Sodium 151mg 7%

Glucides totaux 4g 1% Fibres alimentaires 0,4g 2%

Sucres totaux 0,9g

Protéines 45.3g

Pudding Matcha

aux fraises

Durée totale: 10 minutes Sert: 1

Ingrédients:

- 5 gouttes de stévia liquide
- 2 fraises, coupées en dés
- 1 1/2 c. à soupe de graines de chia
- 3/4 tasse de lait de coco non sucré
- 1/2 c. à thé de poudre de matcha

Itinéraire:

1. Ajouter tous les ingrédients sauf les fraises dans le bocal en verre et bien mélanger.
2. Fermer le bocal avec le couvercle et le placer au réfrigérateur pendant 4 heures.
3. Ajouter les fraises dans le pudding et bien mélanger.
4. Servir et apprécier.

Valeur nutritive (quantité par portion) : Calories 93; Matières grasses 6,5 g; Glucides 5,6 g;
Sucre 1,2 g; Protéines 2,5 g; Cholestérol 0 mg;

Salade rafraîchissante de concombre

Durée totale: 10 minutes Sert: 4

Ingrédients:

- 1/3 tasse de concombre basilic ranch
- 1 concombre, haché
- 3 tomates, hachées
- 3 c. à soupe d'herbes fraîches, hachées
- 1/2 oignon, tranché

Itinéraire:

1. Ajouter tous les ingrédients dans le grand bol à mélanger et bien mélanger.
2. Servir immédiatement et profiter.

Valeur nutritive (quantité par portion) : Calories 84; Matières grasses 3,4 g; Glucides 12,5 g; Sucre 6,8 g; Protéines 2 g; Cholestérol 0 mg;

Soupe à la citrouille

aux tomates

Durée totale: 25 minutes Sert: 4

Ingrédients:

- 2 tasses de citrouille, en dés
- 1/2 tasse de tomate, hachée
- 1/2 tasse d'oignon, haché
- 1 1/2 c. à thé de curry en poudre
- 1/2 c. à thé de paprika
- 2 tasses de bouillon de légumes
- 1 c. à thé d'huile d'olive
- 1/2 c. à thé d'ail, haché finement

Itinéraire:

➢ Dans une casserole, ajouter l'huile, l'ail et l'oignon et faire sauter pendant 3 minutes à feu moyen.

➢ Ajouter le reste des ingrédients dans la casserole et porter à ébullition.

➢ Réduire le feu et couvrir et laisser mijoter pendant 10 minutes.

➢ Réduire la soupe en purée à l'aide d'un mélangeur jusqu'à consistance lisse.

➢ Bien mélanger et servir chaud.

➢

Valeur nutritive (quantité par portion) : Calories 70; Matières grasses 2,7 g; Glucides 13,8g; Sucre 6,3 g; Protéines 1,9 g; Cholestérol 0 mg;

RECETTES DE DÎNER

Salade de

concombre au

chou

Durée totale: 20 minutes Portions: 8

Ingrédients:

- 1/2 tête de chou, hachée

- 2 concombres, tranchés

- 2 c. à soupe d'oignon vert, haché

- 2 c. à soupe d'aneth frais, haché

- 3 c. à soupe d'huile d'olive

- 1/2 jus de citron

- Poivre

- Sel

Itinéraire:

1. Ajouter le chou dans le grand bol. Assaisonner de 1 cuillère à café de sel bien mélanger et réserver.

2. Ajouter les concombres, les oignons verts et l'aneth frais. Bien mélanger.

3. Ajouter le jus de citron, le poivre, l'huile d'olive et le sel. Bien mélanger.

4. Placer le saladier au réfrigérateur pendant 2 heures.

5. Servir frais et déguster.

Valeur nutritive (quantité par portion) : Calories 71; Matières grasses 5,4 g; Glucides 5,9 g;
Sucre 2,8 g; Protéines 1,3 g; Cholestérol 0 mg;

Chou-fleur cuit au four

Durée totale: 55 minutes Sert: 2

Ingrédients:

- 1/2 tête de chou-fleur, coupée en fleurons
- 2 c. à soupe d'huile d'olive
- Pour l'assaisonnement :
- 1/2 c. à thé de poudre d'ail
- 1/2 c. à thé de cumin moulu
- 1/2 c. à thé de poivre noir
- 1/2 c. à thé de poivre blanc
- 1 c. à thé de poudre d'oignon
- 1/4 c. à thé d'origan séché
- 1/4 c. à thé de basilic séché
- 1/4 c. à thé de thym séché
- 1 c. à soupe de poivre de Cayenne moulu
- 2 c. à soupe de paprika moulu
- 2 c. à thé de sel

Itinéraire:

1. Préchauffer le four à 400 F/ 200 C.
2. Vaporiser une plaque à pâtisserie d'un vaporisateur de cuisson et réserver.
3. Dans un grand bol, mélanger tous les ingrédients

d'assaisonnement.

4. Ajouter l'huile et bien mélanger. Ajouter le chou-fleur au mélange d'assaisonnement du bol et bien remuer pour bien enrober.

5. Étendre les fleurons de chou-fleur sur une plaque à pâtisserie et cuire au four préchauffé pendant 45 minutes.

6. Servir et apprécier.

Valeur nutritive (quantité par portion) : Calories 177; Matières grasses 15,6 g; Glucides 11,5 g; Sucre 3,2 g; Protéines 3,1 g; Cholestérol 0 mg;

RECETTES DE DESSERTS

Mousse au chocolat lisse

Durée totale: 10 minutes Sert: 2

Ingrédients:

- 1/2 c. à thé de cannelle
- 3 c. à soupe de cacao en poudre non sucrée
- 1 tasse de lait de coco à la crème
- 10 gouttes de stévia liquide

Itinéraire:

1. Placer la canœ demande de lait de coco au réfrigérateur pendant la nuit; il devrait devenir épais et les solides séparés de l'eau.
2. Transférer la partie épaisse dans le grand bol à mélanger sans eau.
3. Ajouter le reste des ingrédients dans le bol et fouetter avec le mélangeur électrique jusqu'à consistance lisse.
4. Servir et apprécier.

Valeur nutritive (quantité par portion) : Calories 296; Matières grasses 29,7 g; Glucides 11.5 g; Sucre 4,2 g; Protéines 4,4 g; Cholestérol 0 mg;

Fudge au chocolat

Durée totale: 10 minutes Portions: 12

Ingrédients:

4 oz de chocolat noir non sucré

- 3/4 tasse de beurre de coco

- 15 gouttes de stévia liquide

- 1 c. à thé d'extrait de vanille

Itinéraire:

1. Faire fondre le beurre de noix de coco et le chocolat noir.

2. Ajouter les ingrédients dans le grand bol et bien mélanger.

3. Verser le mélange dans un moule à pain en silicone et le placer au réfrigérateur jusqu'à ce qu'il soit pris.

4. Couper en morceaux et servir.

Valeur nutritive (quantité par portion) : Calories 157; Matières grasses 14,1 g; Glucides 6,1 g; Sucre 1 g; Protéines 2,3 g; Cholestérol 0 mg;

RECETTES DE PETIT

Frites maison

Vous n'avez pas à renoncer à vos pommes de terre petit déjeuner avec cette alternative navet qui a le goût de la vraie chose.

Temps total de préparation et de cuisson: 20 minutes Niveau: Débutant

Donne : 4 aides

Protéines: 3 grammes Glucides nets: 4 grammes Matières grasses: 6 grammes

Sucre: 0 grammes

Calories: 88

Ce dont vous avez besoin :

- 1/2 c. à thé de paprika en poudre
- 2 tasses de navets, pelés et en dés
- 1/4 c. à soupe de poudre d'oignon
- 3 tranches de bacon

    - 1/2 c. à thé de poudre d'ail
    - 3 c. à thé d'huile d'olive
    - 1/2 c. à thé de sel
    - 2 oz de persil, haché
    - 1/2 c. à thé de poivre

Étapes:

1. Dans une grande poêle, chauffer l'huile d'olive.

2. Dans un plat, incorporer les assaisonnements de paprika en poudre, de poudre d'oignon et de poudre d'ail et les navets jusqu'à ce qu'ils soient complètement couverts.

3. Lorsque l'huile est suffisamment chaude, chauffer les navets pendant environ 10 minutes tout en remuant occasionnellement.

4. Hacher le bacon en petits morceaux et faire frire avec les navets pendant 5 minutes supplémentaires.

5. Garnir de persil et servir.

Conseil de variation :

Vous pouvez mélanger et assortir les garnitures avec des cornichons, de l'huile d'olive ou des pignons de pin.

Omelette au thon

Le petit déjeuner ne serait pas complet sans une omelette saine pour commencer votre journée du bon pied.

Temps total de préparation et de cuisson : 15 minutes

Niveau: Débutant Fait: 2 Omelettes

Protéines: 28 grammes Glucides nets: 4,9 grammes Matières grasses: 18 grammes

Sucre: 1 gramme

Calories: 260

Ce dont vous avez besoin :

- 2 c. à soupe d'huile de coco
- 1 poivron vert moyen, épé cadavre et dés
- 2 1/2 oz de thon en conserve, eau de source et égoutté
- 1/4 c. à thé de sel
- 6 gros oeufs
- 1/8 c. à thé de poivre

Étapes:

1. Faire fondre l'huile de coco dans une petite poêle et faire revenir le poivron vert pendant environ 3 minutes. Retirer du brûleur.

2. Transférer les poivrons dans un plat et mélanger le thon jusqu'à ce qu'ils soient complètement ensemble. Mis sur le côté.

3. Battre les œufs, le sel et le poivre dans un plat séparé pendant que l'huile de coco fond dans une petite poêle

antiadhésive.

4. Déplacez la poêle pour vous assurer que toute la base est recouverte d'huile et très chaude.

5. Videz les œufs battus dans la poêle et utilisez une spatule en caoutchouc pour soulever le

   bord des œufs cuits dans plusieurs zones pour permettre aux œufs crus de chauffer.

6. Une fois qu'il y a une fine couche d'œuf cuit créé, laisser la poêle sur le feu pendant une demi-minute pour bien les régler.

7. Retirer la moitié des poivrons et du thon d'un côté des œufs. Utilisez la spatule en caoutchouc pour retourner les œufs cuits pour créer une omelette.

8. Presser légèrement jusqu'à ce que l'omelette scelle naturellement et après environ 1 minute, passer à une assiette de service.

9. Répétez les étapes 4 à 8 avec la deuxième omelette.

Conseil de cuisson :

Si vous n'avez pas une tonne de temps le matin, vous pouvez créer l'omelette remplissant la veille au soir et réfrigérer dans un récipient lidded.

Conseil de variation :

Vous pouvez choisir de garnir le dessus de l'omelette avec du sel et du poivre supplémentaires au goût ou de la ciboulette hachée.

Quiche aux épinards et jambon

Lorsque vous voulez un déjeuner sain qui est prêt dans une demi-heure, cela correspondra sûrement à la facture.

Temps total de préparation et de cuisson: 30 minutes Niveau: Débutant

Donne: 2 Quiches

Protéines: 20 grammes Glucides nets: 2 grammes Matières grasses: 13 grammes

Sucre: 1 gramme

Calories: 210

Ce dont vous avez besoin :

- 1/4 tasse de lait de coco
- 3 gros oeufs, fouettés
- 1/2 c. à thé de poudre à pâte, sans gluten
- 4 tranches de jambon, coupées en dés
- 12 oz d'épinards, hachés
- 1/8 c. à thé de poivre
- 4 oz de poireau, haché
- 1/4 c. à thé de sel

- Spray à l'huile de coco

Étapes:

1. Réglez votre poêle pour préchauffer à la température de 350° Fahrenheit. Vaporiser 2 mini tartelettes ou quiches d'huile de coco.

2. Dans un grand bol en verre, mélanger le jambon, le poireau, le sel, les épinards, les œufs, le poivre, le lait de coco et la poudre à pâte jusqu'à ce qu'ils soient incorporés entièrement.

3. Videz uniformément dans les casseroles de quiche et chauffez pendant 15 minutes dans le poêle.

4. Retirer et profiter chaud.

RECETTES DE COLLATIONS

Oeufs diabolisés

épicés

Cette recette classique qui est un aliment de base pour n'importe quel pique-nique ou partie a un coup de pied que vos papilles gustatives apprécieront.

Temps total de préparation et de cuisson: 30 minutes Niveau: Débutant

Donne : 4 aides

Protéines: 6 grammes

Glucides nets: 1,5 grammes Matières

grasses: 7 grammes

Sucre: 1 gramme

Calories: 94

Ce dont vous avez besoin :

- 1/4 c. à thé de poivre de Cayenne
- 2 gros oeufs, durs
- 1/8 c. à thé d'assaisonnement cajun
- 4 fines tranches de saucisse andouille
- 1 c. à thé de moutarde
- 2 c. à thé de mayonnaise, sans sucre
- 1/8 tasse de choucroute
- 1/4 c. à thé de paprika

Étapes:

1. Remplir une petite casserole de 2 tasses d'eau froide pour couvrir les œufs.

2. Lorsque l'eau commence à bouillir, réglez la minuterie pendant 7 minutes.

3. Après la perte de temps, égoutter l'eau et couvrir les œufs avec les 2 tasses restantes d'eau froide.

4. Faire dorer la saucisse dans une poêle antiadhésive jusqu'à consistance croustillante. Retirer sur un plateau recouvert de papier absorbant.

5. Peler et trancher les œufs en deux de longues façons et transférer les jaunes dans un plat.

6. Mélanger la mayonnaise, le poivre de Cayenne, l'assaisonnement cajun et la moutarde jusqu'à consistance lisse.

7. Placer une tranche de la saucisse au centre de chaque œuf et verser le mélange sur chacun d'eux.

8. Saupoudrer le dessus de paprika et servir.

RECETTES DE DÎNER

Steak Plate & Veggies

Il s'agit d'une recette de casserole feuille qui rend l'heure du dîner un jeu d'enfant. Profitez de cette bombe de viande et de légumes ce soir.

Temps total de préparation et de cuisson : 30 minutes

Niveau: Débutant

Donne : 4 aides

Protéines: 28 grammes Glucides nets: 1,5 grammes Matières grasses: 31 grammes

Sucre: 0 grammes

Calories: 384

Ce dont vous avez besoin :

Pour le beurre rosemary caper :

- 2 c. à thé de romarin, haché
- 1/8 tasse de beurre, ramolli
- 2 c. à thé de câpres, hachées
- 1 gousse d'ail, pâte

Pour le plat principal:

- 1 bifteck de surlonge de 1 1/3 lb, d'environ 1 pouce d'épaisseur
- 2 c. à soupe d'huile d'olive, séparée
- 1/2 c. à thé de sel, séparé
- 4 1/2 tasses de brocoli, fleurons
- 1/4 c. à thé de poivre, séparé
- 13 oz de lances d'asperges

Étapes:

1. Réglez le poêle sur le gril. Placer une grande feuille plate avec une jante à l'intérieur pour chauffer.
2. Dans un plat en verre, mélanger l'ail grillé, les câpres, le beurre et le romarin jusqu'à consistance lisse.
3. Transférer dans une pellicule plastique, rouler dans un cylindre et réfrigérer.
4. Utilisez une serviette en papier pour éliminer l'excès d'humidité dans les biftecks et assaisonner avec 1/8 cuillère à café de poivre et 1/4 cuillère à café de sel.
5. Placer le brocoli et les asperges dans un plat et couvrir entièrement de 1 cuillère à soupe d'huile d'olive, le reste de 1/8 cuillère à café de poivre et le reste 1/4 cuillère à café de sel.
6. Retirer la poêle du poêle et badigeonner avec le reste de la cuillère à soupe d'huile d'olive au milieu de la poêle.
7. Mettre la viande sur une poêle avec de l'huile et

garnir de légumes.

8. Chauffer environ 5 minutes et retirer

pour retourner les biftecks de l'autre côté.

9. Griller 5 minutes de plus et retirer au comptoir.

10. Retirer le beurre du réfrigérateur.

11. Beurrer les biftecks et servir chaud.

RECETTES DE REPAS DDELICIOUS

Ragoût d'arachide

Venant tout le chemin de l'Afrique, c'est un plat populaire qui est rempli de graisses qui vous aideront à garder dans la cétose.

Temps total de préparation et de cuisson : 25 minutes

Niveau: Débutant

Donne : 4 aides

Protéines: 14 grammes Glucides nets: 6 grammes

Matières grasses: 26 grammes

Sucre: 0 grammes

Calories: 286

Ce dont vous avez besoin :

Pour le ragoût:

- 16 oz de tofu, extra ferme et coupé en cubes
- 1/4 c. à thé de sel
- 3 c. à soupe d'huile de coco
- 1/8 c. à thé de poivre
- 3 c. à thé de poudre d'oignon
- 1/2 c. à soupe de gingembre, haché finement

Pour la sauce:

- 4 c. à soupe de beurre d'arachide
- 8 oz de bouillon de légumes, réchauffé
- 1/2 c. à thé de curcuma
- 3 c. à thé de sriracha
- 1 c. à thé de paprika en poudre
- 4 oz de tomates, écrasées
- 1/2 c. à thé de cumin

Étapes:

1. Chauffer le bouillon dans une casserole à feu moyen. Lors de l'ébullition, retirer du brûleur.

2. Mélanger le sriracha, la sauce tomate, le cumin, le curcuma, le bouillon chaud, le beurre d'arachide et le paprika dans le plat en verre et intégrer complètement. Il devrait épaissir dans une sauce. Mis sur le côté.

3. Utilisez une poêle antiadhésive pour dissoudre 2 cuillères à soupe d'huile de coco.

4. Lorsque la poêle est chaude, vider les cubes de tofu et les faire dorer de tous les côtés en prenant environ 4 minutes. Retirer du brûleur et transférer dans un plat en verre.

5. Dans la poêle, mélanger le gingembre, la poudre d'oignon et le reste de la cuillère à soupe d'huile de coco et chauffer pendant 3 minutes.

6. Vider le tofu bruni dans la poêle et continuer à dorer pendant 2 minutes supplémentaires. Distribuer dans un

bol de service.

7. Distribuer la sauce sur le tofu doré et servir immédiatement.

Conseil de variation :

Vous pouvez garnir ce repas d'une demi-tasse d'arachides rôties à sec si vous préférez plus de goût d'arachide.

Barres de myrtille

Portions: 4

Temps de préparation: 10 minutes Temps de cuisson: 75 minutes

Ingrédients:

- 1/4 tasse de bleuets
- 1 c. à thé de vanille
- 1 c. à thé de jus de citron frais
- 2 c. à soupe d'érythritol
- 1/4 tasse d'amandes, tranchées
- 1/4 tasse de flocons de noix de coco
- 3 c. à soupe d'huile de coco
- 2 c. à soupe de farine de noix de coco
- 1/2 tasse de farine d'amande
- 3 c. à soupe d'eau
- 1 c. à soupe de graines de chia

Itinéraire:

1. Préchauffer le four à 300 F/ 150 C.
2. Tapisser le plat de cuisson de papier sulfurisé et réserver.
3. Dans un petit bol, mélanger l'eau et les graines de. Réserver.

4. Dans un bol, mélanger tous les ingrédients. Ajouter le mélange de et bien mélanger.

5. Verser le mélange dans le plat de cuisson préparé et répartir uniformément.

6. Cuire au four pendant 50 minutes. Retirer du four et laisser refroidir complètement.

7. Couper en barres et servir.

Par portion : Glucides nets : 2,8 g; Calories: 136; Graisse totale: 11.9g; Gras saturés : 6,1 g

Protéines: 3.1g; Glucides: 5.5g; Fibre: 2.7g; Sucre: 1.3g; Lipides 81% / Protéines 10% / Glucides 9%

Gâteau

Délicieuses tartes à la crème

Portions: 8

Temps de préparation: 10 minutes Temps de cuisson: 30 minutes *Pour la croûte:*

- 3/4 tasse de farine de noix de coco

- 1 c. à soupe de dévier

- 2 oeufs

- 1/2 tasse d'huile de coco

- Pincée de sel

- Pour la crème anglaise :

- 3 oeufs

- 1/2 c. à thé de muscade

- 5 c. à soupe de dévier

- 1 1/2 c. à thé de vanille

- 1 1/4 tasse de lait d'amande non sucré

Itinéraire:

1. Pour la croûte : Préchauffer le four à 400 F/ 200 C.

2. Dans un bol, battre les œufs, l'huile de coco, l'édulcorant et le sel.

3. Ajouter la farine de noix de coco et mélanger

jusqu'à formation de pâte.

4. Ajouter la pâte dans la poêle à tarte et répartir uniformément.

5. Piquer la pâte avec un couteau.

6. Cuire au four préchauffé pendant 10 minutes.

7. Pour la crème : Chauffer le lait d'amande et la vanille dans une petite casserole jusqu'à ébullition.

8. Fouetter ensemble les œufs et l'édulcorant dans un bol. Ajouter lentement le lait d'amande et fouetter constamment.

9. Bien filtrer la crème anglaise et verser dans la base de tarte cuite au four.

10. Cuire au four à 300 F pendant 30 minutes.

11. Saupoudrer la muscade sur le dessus et servir.

Par portion : Glucides nets : 2,2 g; Calories: 175; Graisse totale: 17.2g; Gras saturés: 12.9g

Protéines: 3.8g; Glucides: 2.9g; Fibre: 0.7g; Sucre: 0.4g; Lipides 87% / Protéines 8% / Glucides 5%

Tarte à la noix de coco

Portions: 8

Temps de préparation: 10 minutes Temps de cuisson: 20 minutes

Ingrédients:

- 2 oz de noix de coco râpée
- 1/4 tasse d'érythritol
  - 1/4 tasse d'huile de coco
  - oz flocons de noix de coco
  - 1 c. à thé de gomme xanthane
  - 3/4 tasse d'érythritol
  - 2 tasses de crème épaisse

Itinéraire:

1. Ajouter les flocons de noix de coco, l'érythritol et l'huile de coco au robot culinaire et traiter pendant 30 à 40 secondes.
2. Transférer les flocons de noix de coco mélangés dans le moule à tarte et répartir uniformément.
3. Presser légèrement le mélange et cuire au four à 350 F/180 C pendant 10 minutes.
4. Chauffer la crème épaisse dans une casserole à feu doux.
5. Incorporer en fouettant la noix de coco râpée, l'érythritol en poudre et la gomme de xanthane. Porter à ébullition.

6. Retirer du feu et laisser refroidir pendant 10 minutes.

7. Verser le mélange de remplissage sur la croûte et le placer au réfrigérateur toute la nuit.

8. Trancher et servir.

Par portion : Glucides nets : 2,5 g; Calories: 206; Graisse totale: 21.4g; Gras saturés : 15,9 g

Protéines: 1.1g; Glucides: 3.8g; Fibre: 1.3g; Sucre: 1.7g; Lipides 93% / Protéines 3% / Glucides 4%

BONBONS: DÉBUTANT

Bonbons au chocolat blanc

Portions: 12

Temps de préparation: 5 minutes Temps de cuisson: 5 minutes

Ingrédients:

- 1/2 tasse de beurre de cacao
- 1/2 c. à thé de vanille
- 1 boule de protéines de vanille en poudre
- 1/4 tasse d'érythritol
- Pincée de sel

Itinéraire:

1. Ajouter le beurre de cacao dans une casserole et chauffer à feu moyen-doux jusqu'à ce qu'il soit fondu.
2. Retirer du feu et ajouter le reste des ingrédients et bien mélanger.
3. Verser le mélange dans les moules à bonbons en silicone et réfrigérer jusqu'à durcissement.
4. Servir et apprécier.

Par portion : Glucides nets : 0,1 g; Calories: 90; Graisse totale: 9.3g; Gras saturés: 5.3g

Protéines: 2.3g; Glucides: 0.1g; Fibre: 0 g; Sucre: 0.1g; Lipides 90% / Protéines 10% / Glucides 0%

COOKIES: DÉBUTANT

Biscuits aux pacanes

Portions: 16

Temps de préparation: 10 minutes Temps de cuisson: 20 minutes

Ingrédients:

- 1 tasse de pacanes
- 1/3 tasse de farine de noix de coco
- 1 tasse de farine d'amande
- 1/2 tasse de beurre
- 1 c. à thé de vanille
- 2 c. à thé de gélatine
- 2/3 tasse de Swerve

Itinéraire:

1. Préchauffer le four à 350 F/ 180 C.
2. Vaporiser une plaque à pâtisserie d'un vaporisateur de cuisson et réserver.
3. Ajouter le beurre, la vanille, la gélatine, l'embardée, la farine de noix de coco et la farine d'amande dans le robot culinaire et mélanger jusqu'à ce que la chapelure se forme.

4. Ajouter les pacanes et traiter jusqu'à ce qu'elles soient hachées.

5. Faire des biscuits à partir du mélange préparé et les déposer sur une plaque à pâtisserie préparée.

6. Cuire au four pendant 20 minutes.

7. Servir et apprécier.

Par portion : Glucides nets : 1,3 g; Calories: 146; Graisse totale: 14.8g; Gras saturés: 4.4g

Protéines: 2.4g; Glucides: 2.9g; Fibre: 1.6g; Sucre: 0.6g; Lipides 91% / Protéines 6% / Glucides 3%

Expert: Crème d'agrumes classique

Portions: 4

Temps de préparation: 10 minutes Temps de cuisson: 10 minutes

Ingrédients:

- 2 1/2 tasses de crème à fouetter épaisse
- 1/2 c. à thé d'extrait d'orange
- 2 c. à soupe de jus de lime frais
- 1/4 tasse de jus de citron frais
- 1/2 tasse de Swerve
- Pincée de sel

Itinéraire:

1. Faire bouillir la crème à fouetter et l'édulcorant lourds dans une casserole pour 5-6

Minutes. Remuer continuellement.

2. Retirer la casserole du feu et ajouter l'extrait d'orange, le jus de lime, le jus de citron et le sel et bien mélanger.

3. Verser le mélange de crème anglaise dans les ramequins.

4. Placer les ramequins au réfrigérateur pendant 6 heures.

5. Servir frais et déguster.

Par portion : Glucides nets : 2,7 g; Calories: 265; Graisse totale: 27.9g; Gras saturés: 17.4g

Protéines: 1.7g; Glucides: 2.8g; Fibre: 0.1g; Sucre: 0.5g; Lipides 94% / Protéines 2% / Glucides 4%

RECETTES DE PETIT

Asperges grillées

aux œufs

brouillés

Complet: 30 min

Préparation: 10 min

Cuisson: 20 min

Rendement : 2 portions

Valeurs nutritionnelles :

Calories: 34, Gras totaux: 5,1 g, Gras saturés:
0,3 g, Glucides: 1,5 g, Sucres: 0,3 g, Protéines: 1,3 g

Ingrédients

- 3/4 livre d'asperges nouvelles
- Grande huile d'olive
- Sel légitime et poivre foncé naturellement moulu
- 1/8 tasse de parmesan nouvellement moulu
- 6 oeufs extra-énormes
- 3 cuillères à soupe de crème
- 1 cuillère à soupe de tartinades nonales, isolées
- 2 à 4 coupes de pain à 7 grains

Direction

1. Préchauffer le poêle à 400 degrés F.

2. Couper les parties extrêmes des bonnes affaires et, sur le hasard qu'ils sont épais, les dépouiller. Repérer les asperges sur une feuille de préparation, doucher avec de l'huile d'olive, à ce point lancer pour enrober les asperges totalement. Étendre les asperges en couche solitaire et saupoudrer généreusement de sel et de poivre. Griller les asperges de 15 à 20 minutes, jusqu'à ce qu'elles soient délicates mais en même temps fraîches. Saupoudrer de parmesan et revenir au gril pendant 5 minutes, ou jusqu'à ce que le cheddar se liquéfie.

3. Pendant la cuisson des asperges, fouetter les œufs dans un bol avec la crème, le sel et le poivre, au goût. Dissoudre 1/2 cuillère à soupe de margarine dans une énorme poêle. Cuire les œufs sur la chaleur la plus minimale, en mélangeant continuellement

avec une cuillère en bois, à la chose idéale. Expulser de la chaleur, inclure le reste de la 1/2 cuillère à soupe de tartinades, et mélanger jusqu'à ce qu'il liquéfie.

Vérifiez l'arôme, le sel et le poivre, si nécessaire, et présentez-les avec les asperges grillées et le pain à 7 grains.

Pain aux bananes

Temps de préparation: 1 heure Portions:8

Valeurs nutritionnelles :

Matières grasses: 8 g.

Protéines: 2 g.

Glucides: 9 g.

Ingrédients:

- 2 Bananes moyennes, écrasées
- 1/2 tasse de farine de noix de coco
- 1/4 tasse de beurre d'amande
- 2 c. à soupe d'érythritol
- 1/4 tasse de noix hachées

Itinéraire:

1. Dans un bol, mélanger tous les ingrédients. Mélanger jusqu'à ce qu'ils soient bien mélangés.
2. Presser le mélange dans des moules à cupcakes et congeler pendant une heure pour régler.

RECETTES DE

~~PÉ JEUNER~~

Pain indien avec

des verts

Portions: 6-8

Temps de cuisson: 75 minutes

Nutriments par portion : Calories : 94 | Graisses: 17 g | Glucides: 4,6 g | Protéines: 4.5 g

Ingrédients:

- 2/3 tasse de farine de noix de coco
- 2 c. à soupe de psyllium
- 1/2 tasse d'huile de coco
- 2 1/2 c. à soupe de son
- 1 1/2 c. à thé de poudre à pâte
- 2 tasses d'eau
- 1/2 c. à thé de sel
- Un tas de coriandre fraîche
- 1/4 tasse de beurre

Processus de cuisson :

1. Mélanger tous les ingrédients secs et ajouter l'huile de coco fondue dans un bol. Faire bouillir l'eau, ajouter à la masse et pétrir la pâte. Laissez-le pendant 5 minutes.
2. Diviser la pâte en 8 morceaux ronds. Rouler chaque morceau dans un mince gâteau plat. Faire frire dans une poêle avec de l'huile de coco.
3. Mettre les gâteaux plats dans une assiette. Faire fondre le beurre et hacher la coriandre. Lubrifier le pain au beurre et saupoudrer de légumes verts.

Pain de nuage

d'avocat

Temps de cuisson: 30 min Rendement: 6
nuages

Faits nutritionnels: 76 calories par nuage: Glucides 1,8g, graisses 6,2g, protéines 4g.

Ingrédients:

- 1/4 c. à thé de crème de tartre

- 4 oeufs

- 1/2 avocat, écrasé

- Sel au goût

- Assaisonnement pour le haut

Étapes:

1. Chauffer le four à 170 C.
2. Préparer la plaque à pâtisserie.
3. Battre les blancs d'œufs avec la crème tartare pendant 2-3 min à l'aide d'un mélangeur à main jusqu'à ce que les pics raides.
4. Mélanger les jaunes et l'avocat, bien mélanger
5. Ajouter les blancs aux jaunes doucement.
6. Former 6 monticules et déposer la pâte sur la plaque à pâtisserie, graissé. Faites-les à plat.
7. Saupoudrez-les d'assaisonnement.
8. Cuire au four pendant 30 minutes jusqu'à ce qu'ils soient dorés.

RECETTES DE COLLATION

Pains aux graines de pavot

Portions: 1-2

Temps de cuisson: 10 minutes

Nutriments par portion : Calories : 89 | Graisses: 13 g | Glucides: 3 g | Protéines: 7.1 g

Ingrédients:

- 1 c. à soupe de farine d'amande
- 1 c. à soupe de farine de noix de coco

  - 1 c. à thé de beurre
  - 1/2 c. à thé de poudre à pâte
  - 1 œuf
  - 1 c. à soupe de crème
  - 1/2 c. à thé de graines de pavot
  - Une pincée de sel

Processus de cuisson :

1. Graisser la forme de cuisson en silicone.

2. Ajouter l'œuf et la crème. Mélanger le tout jusqu'à l'uniformité.

3. Verser la pâte sous forme et mettre au micro-ondes pendant 3 minutes.

4. Couper les pains prêts en deux et les faire frire dans une poêle sèche pendant 1 minute.

Pains de noix avec le fromage

Portions: 6-8

Temps de cuisson: 35 minutes

Nutriments par portion : Calories : 102 | Graisses: 14.1 g | Glucides: 2,6 g | Protéines: 20 g

Ingrédients:

- 1/2 tasse de farine d'amande
- 1/4 tasse de graines de sésame
- 1/4 tasse de graines de tournesol
- 1 c. à soupe de psyllium
- 3 oeufs
- 1 1/2 tasse de fromage râpé
- 1 c. à thé de poudre à pâte

Processus de cuisson :

1. Le four doit être préchauffé à 200 °C (400 °F).
2. Dans un bol, battre les œufs au mélangeur jusqu'à ce qu'ils soient denses. Ajouter le fromage et les ingrédients secs, bien mélanger. Laisser reposer la pâte pendant 10 minutes.
3. Couvrir la plaque à pâtisserie de parchemin. Faire les petits pains et les déposer sur une plaque à pâtisserie.
4. Cuire au four pendant 18 minutes.

Dîner

Pain aux graines de sésame

Portions: 6

Valeurs nutritionnelles : 1 g de glucides nets ;7 g protéines; 13 g de matières grasses; 100 calories

Ingrédients:

- Graines de sésame – 2 c. à soupe.
- Poudre d'enveloppe de Psyllium - 5 c. à soupe.
- Sel de mer - 0,25 c. à thé.
- Vinaigre de cidre de pomme – 2 c. à thé.
- Poudre à pâte – 2 c. à thé.
- Farine d'amande – 1,25 tasse
- Eau bouillante – 1 tasse
- Blancs d'œufs – 3

Itinéraire:

1. Chauffer le four pour atteindre 350°F. Spritz une boîte de cuisson avec un peu d'huile de cuisson spray. Mettre l'eau dans une casserole

   à bouillir.

2. Mélanger la poudre de psyllium, les graines de sésame, le sel de mer, la poudre à pâte et la farine d'amande.

3. Incorporer l'eau bouillie, le vinaigre et les blancs d'œufs. Utilisez un mélangeur à main (moins de 1 min)pour combiner. Déposer le pain sur la poêle préparée.

4. Servir et déguster à tout moment après la cuisson pendant 1 heure.

Dimanche: Petit déjeuner: Bacon classique et oeufs pour un

Qu'est-ce qu'il y a dedans (pour un):

- 2 oeufs
- 11/4 oz de bacon, en tranches
- tomates cerises (facultatif)
- persil frais (facultatif)

Comment il est fait:

1. Faire frire le bacon dans une poêle à feu moyen-vif. Retirer et réserver, en laissant la graisse de bacon dans la poêle.

2. Casser les œufs et les placer dans la poêle, cuire et assaisonner au goût. Vous pouvez les faire cuire brouillés, côté ensoleillé vers le haut ou comme vous le souhaitez. En option, vous pouvez ajouter un petit peu de crème pour augmenter la teneur en matières grasses de votre repas et ajouter une saveur supplémentaire.

3. Couper les tomates cerises en deux et les faire frire rapidement dans la graisse de bacon.

4. Mettez tout le contenu de la poêle sur votre assiette de service. En option, remplacer les tomates cerises par

deux fraises ou mûres.

Glucides nets: 1 gramme

Matières grasses: 22 grammes

Protéines: 15 grammes

Sucres: 0 grammes mais dépend de fruits ou légumes facultatifs

Dimanche:

Déjeuner: Rollups

au fromage et à

la dinde

Qu'est-ce qu'il y a dedans :

- 3 tranches de viande de dinde
- 3 tranches de fromage (au choix)
- 1/2 avocat
- 3 tranches de concombre
- un quart de tasse de bleuets
- poignée d'amandes

Comment il est fait:

1. En utilisant votre fromage comme pain, faire des « rouleaux de dinde » en roulant la viande de dinde, quelques tranches d'avocat, et les tranches de concombre.

2. Dégustez et grignotez les bleuets et les amandes.

3. Contient 13 glucides nets.

KETO AU
DÎNER

Dimanche: Dîner:

Côtelettes

d'agneau

Célébrez le samedi soir avec des côtelettes d'agneau juteuses servies avec du beurre à base de plantes. Perfection.

Conseil de variation : servir avec une simple salade verte ou d'autres légumes. Peut également remplacer les côtelettes de porc.

Temps de préparation: 15 minutes Temps de cuisson: 10 minutes Sert 4

Qu'est-ce qu'il y a dedans

- Côtelettes d'agneau (8 qty)
- Beurre (1 T)
- Huile d'olive extra vierge (1 T)
- Sel casher (au goût)
- Poivre moulu frais (au goût)
- Citron, coupé en quartiers (1 qty)
- Réglez les côtelettes pour les amener à température ambiante.
- Saupoudrer de sel casher et de poivre frais moulu.

- Chauffer le beurre et l'huile dans la poêle. Ajouter les côtelettes et faire dorer des deux côtés, de 3 à 4 minutes de chaque côté.
- Servir avec des quartiers de citron et du beurre.

Glucides nets: 1 gramme

Matières grasses: 90 grammes

Protéines: 44 grammes

Sucres: 0 gramme

CPSIA information can be obtained
at www.ICGtesting.com
Printed in the USA
BVHW080559260421
605848BV00009B/578